Jean-Claude Thimoléon Joly

Bioénergéticien – Géobiologue

L'Organothérapie
une approche de la mémoire
cellulaire

ISBN 978-0-244-65641-9

INTRODUCTION

Au sein des biothérapies, l'organothérapie occupe une place à part. Les produits utilisés sont des dilutions homéopathiques hahnemannienne d'extraits tissulaires et glandulaires humains (extraits placentaires) ou animaux (généralement le porc).

Si certains considèrent l'organothérapie comme une branche de l'opothérapie, il n'en est pourtant rien, tant au point de vue de la méthode que de celui des résultats.

En effet, l'opothérapie remplace l'organe déficient ou malade et l'action s'arrête avec le traitement sans pratiquement aucune action thérapeutique sur l'organe, alors que l'organothérapie stimule, restaure et équilibre.

En outre, si les dangers de l'opothérapie et de ses abus sont connus (la répétition de doses importantes d'hormones entraîne l'aplasie et la dégénérescence de la glande), il est de fait que le traitement organothérapique ne peut donner lieu à aucune aggravation.

Les dilutions homéopathiques stimulent l'organe ou la fonction déficiente et l'aide à reprendre un fonctionnement normal, et même, lorsque cela est possible, amène la restitution « ad integrum ».

Citons le docteur Tétau : « *L'organe malade est de manière électorale sensible à des dilutions de son homologue sain.* »

Pour nous l'organothérapie est plutôt une branche de l'homéopathie, à cette différence que nous pouvons dire de l'organo qu'elle est comme l'isopathie une médecine de l'identique, au lieu d'une médecine du semblable comme l'homéopathie.

Nous pouvons ajouter à cela l'effet mémoire des dilutions homéopathiques.

D'après les règles posologiques établies dès 1936 par Fortier Bernouville et Martiny, nous pouvons considérer que :

1 – Les dilutions basses sont stimulantes de l'activité organique (4 et 5 ch).

2 – Les dilutions moyennes sont régulatrices de cette activité (7 ch)

3 – Les dilutions hautes sont freinantes de l'activité (9, 12 et 30 ch)

L'un des avantages de l'organothérapie, et non des moindres, est d'offrir autant de remèdes qu'il y a d'organes et même parfois de parties d'organe.

Nous nous trouvons en présence d'une méthode pouvant être complémentaire d'autres traitements naturels ou allopathiques mais pouvant également représenter un protocole thérapeutique à part entière qui permettra de traiter des troubles cardiaques aux affections pulmonaires ou hépatiques en passant par les problèmes nerveux, articulaires ou circulatoires.

UN PEU D'HISTOIRE

L'histoire de l'organothérapie se confond avec celle de la plupart des médecines naturelles. En effet, les organes animaux et humains font depuis des millénaires partie intégrante des différentes pharmacopées que l'on regarde vers les médecins Chinois, mais également vers la médecine des Grecs, des Romains, des Arabes ou des Amérindiens. Bien que souvent fantaisiste au regard de la science moderne, l'ingestion de ces premiers organothérapiques et les résultats obtenus ont permis à cette technique de traverser les siècles plus certainement que les onctions et amulettes chamaniques, également beaucoup utilisées.

Jusqu'au 18ème siècle, toutes les officines d'apothicaires regorgent de médicaments un peu fantaisistes comme la poudre de crâne humain contre les maux de tête, les testicules de bélier comme aphrodisiaque ou le fiel de bœuf contre la constipation. Inutile de préciser, qu'outre son côté folklorique, ce genre d'organothérapie, d'ailleurs un peu répugnante, était plus dangereuse qu'efficace !!!

C'est au 19ème siècle que l'organothérapie fait son entrée dans le répertoire homéopathique. A partir de 1904 elle gagne en notoriété grâce aux travaux de Bayliss et Starling sur les hormones. Dès cette époque, la forme homéopathique s'inscrivait dans le cadre de l'isopathie à savoir la médecine de l'identique et non du semblable comme l'homéopathie proprement dite. En bref : l'organe agit sur l'organe.

Encore de nos jours, l'organothérapie repose sur ses bases, bien qu'elle ce soit considérablement enrichie, tant sur le plan conceptuel que sur celui de la gamme des remèdes.

Les principaux organothérapiques

A.C.T.H.	5 ch	Relance cortico-surrénalienne
Aorte	7 ch	Artériosclérose, Athérome
Artère	7 ch	Hypertension artérielle, Artérite
Axe cortico-hypothalamique	7 ch	Dermatoses psychosomatiques
Bilinum	4 ch	Insuffisance de la sécrétion biliaire
Bilinum	7 ch	Stabilisation de la sécrétion biliaire
Bilinum	9 ch	Excès de la sécrétion biliaire
Bilinum	12 ch	Hypersécrétion biliaire
Bulbinum (Bulbe rachidien)	7 ch	Insomnies légères
Bulbinum	9 ch	Insomnies

Bulbe duodénal	4 ch	Ulcère du duodénum
Calcul biliaire	9 ch	Terrain lithiasique vésiculaire
Calcul rénal	9 ch	Terrain lithiasique rénal
Cartilago (cartilage articulaire)	4 ch	Arthrose lourde
Cartilago (cartilage articulaire)	7 ch	Arthrose
Cartilage coxo-fémoral	7 ch	Coxarthrose
Cerebellum (Cervelet)	7 ch	Vertiges et tremblements d'origine cérébelleuse
Cerebrinum (Cerveau total)	4 ch	Asthénies cérébrales, dystonies corticales
Cerebrinum (Cerveau total)	7 ch	Fatigue due à des périodes d'activité cérébrale intense, examens, concours, etc...
Cholesterinum	7 ch	Athérosclérose, Athérome

Cholium (Sels biliaires)	4 ch	Relance de l'activité de la vésicule après calculs ou fatigue par absence de rate. Cholagogue et cholérétique
Cholium (Sels biliaires)	7 ch	Relance légère de l'activité vésiculaire
Cortex cérébral	4 ch	Baisse intellectuelle du vieillard, Alzheimer, retard intellectuel de l'enfant
Cortex cérébral	7 ch	Régulation du cortex, fatigue intellectuelle, dépression.
Cortex cérébral	9 ch	Insomnies
Corticosurrénales	4 ch	Relance de l'activité surrénalienne en cas de forte fatigabilité. Traitement de fond de la sclérose en plaques et des baisses de défenses immunitaires.

Corticosurrénales	7 ch	Stabilisation de l'activité surrénalienne derrière une relance.
Dents totales	4 ch	Caries, amélioration du terrain
Diaphragme	4 ch	Insuffisance respiratoire, dyspnées asthmatiques et emphysémateuses
Diaphragme	7 ch	Traitement de consolidation des insuffisances respiratoires.
Disci cervicales (Disque intervertébral cervical)	7 ch	Arthrose cervicale
Disci thoracales (Disque intervertébral thoracique)	7 ch	Arthrose dorsale

Disci lumbales (Disque intervertébral lombaire)	7 ch	Arthrose lombaire
Diencéphale	7 ch	Régulation du diencéphale, insomnies
Duodénum	4 ch	Ulcère du duodénum
Epiphyse	4 ch	Relance immunologique
Estomac	4 ch	Paresse stomacale
Estomac	7 ch	Régulation de l'activité stomacale
Fel sui (Bile de porc)	5 ch	Relance vésiculaire
Fibrinum (Fibrine)	9 ch	Hyper coagulabilité sanguine, risques coronariens.
Flaveinum (Corps	7 ch	Régulation du corps jaune

jaune ovarien)		
Folliculum (Folliculine)	7 ch	Syndrome prémenstruel
Hémoglobine	4 ch	Anémie avec baisse du taux d'hémoglobine, carence en fer.
Hépatine (foie)	4 ch	Insuffisance hépatique, ictère
Hépatine (foie)	7 ch	Régulation hépatique, suite d'hépatite
Hépatine (foie)	9 ch	Hyperactivité hépatique souvent lié à un dérèglement général du système endocrinien et neurovégétatif.
Histaminum	9 ch	Troubles allergiques
Hypophysine (Hypophyse totale)	4 ch	Dérèglement endocrinien lourd, baisse intellectuelle du vieillard, Alzheimer.
Hypophysine (Hypophyse totale)	7 ch	Régulation endocrinienne

Hypophysine L.P. (Lobe postérieur de l'hypophyse)	7 ch	Régulation du métabolisme hydrique
Hypophysine L.A. (Lobe antérieur de l'hypophyse)	7 ch	Régulation endocrinienne
Hypothalamus	7 ch	Régulation endocrinienne
Hypothalamus	9 ch	Frein à l'appétit, régulateur neurovégétatif.
Lobe frontal	7 ch	Syndromes dépressifs
Lobe frontal	9 ch	Etat dépressif profond
Lutéinum (hormone du corps jaune ovarien)	7 ch	Régulation ovarienne
Méduline (Moelle épinière)	4 ch	Syndromes neurologiques lourds, sclérose en plaques.
Méduline (Moelle épinière)	7 ch	Syndromes neurologiques, traitement de consolidation.

Méduloss (Moelle osseuse)	4 ch	Anémie avec carence en hémoglobine, arthrose lourde traitement d'attaque
Méduloss (Moelle osseuse)	7 ch	Traitement de fond de l'arthrose
Mésencéphale	7 ch	Régulation du mésencéphale et insomnies
Mésencéphale	9 ch	Ralentissement de l'activité du mésencéphale et insomnies
Muqueuse buccale	4 ch	Aphtes
Muqueuse du côlon	4 ch	Constipation chroniques
Muqueuse du côlon	7 ch	Régulation de l'activité du côlon
Muqueuse du côlon	9 ch	Colites de type spasmodique
Muqueuse duodénale	4 ch	Ulcère du duodénum
Muqueuse	4 ch	Aphtes, gingivites

gingivale		
Muqueuse linguale	4 ch	Aphtes
Muqueuse stomacale	4 ch	Ulcère gastrique, gastrite
Muqueuse stomacale	7 ch	Consolidation du traitement de l'ulcère
Myocarde	5 ch	Infarctus, insuffisance cardiaque
Myocarde	7 ch	Insuffisance myocardique légère, tachycardie.
Néphrine (Rein)	4 ch	Insuffisance rénale, Obésité, Cellulite
Néphrine (Rein)	7 ch	Régulation organique, Lithiase, Calculs
Néphrine (Rein)	9 ch	Suractivité rénale
Orchitinum (Testicules)	4 ch	Enurésie
Orchitinum	7 ch	Hypogonadisme

(Testicules)		
Osséine	4 ch	Retard de consolidation de fractures
Osséine	7 ch	Arthrose et suites de fractures, ostéoporose de la ménopause
Ovarinum (Ovaires)	4 ch	Enurésie, stérilité
Ovarinum (Ovaires)	7 ch	Régulation ovarienne
Pancréine (Pancréas)	4 ch	Insuffisance digestive due à une sous-activité pancréatique, diabète lourd
Pancréine (Pancréas)	7 ch	Régulation pancréatique, syndrome pré-diabétique particulièrement chez la femme enceinte.
Parasympathique	7 ch	Asthme et syndromes voisins
Parathyroïdinum	4 ch	Relance du système endocrinien

Parathyroïdinum	7 ch	Arthrose, Tétanie, Lithiases
Parotidine (glande parotide)	4 ch	Relance immunologique
Pepsinum (Pepsine)	7 ch	Insuffisance digestive
Pulmine (Poumon total)	7 ch	Asthme, insuffisance respiratoire, emphysème.
Rhinencéphale	4 ch	Impuissance, frigidité
Rhinencéphale	7 ch	Régulation du cerveau reptilien
Rhinencéphale	9 ch	Syndrome paranoïaque, hallucination, désintoxication
Splénine (Rate)	4 ch	Relance de l'activité de la rate, déficit immunologique
Splénine (Rate)	7 ch	Régulation rate et système immunitaire
Surrénine (Glande surrénale)	4 ch	Asthénie, hyposurrénalisme

Surrénine (Glande surrénale)	7 ch	Stabilisation surrénale
Surrénine (Glande surrénale)	9 ch	Hypersurrénalisme, agitation anormale de l'enfant
Thymusinum (Thymus)	4 ch	Retard de croissance, retard intellectuel de l'enfant, sénescence, Alzheimer, relance immunologique.
Thymusinum (Thymus)	7 ch	Stabilisation immunologique
Thyroïdea (Glande thyroïde)	4 ch	Relance globale
Thyroïdea (Glande thyroïde)	7 ch	Régulation thyroïdienne et endocrinienne globale
Utérus	4 ch	Préparation à l'accouchement
Utérus	7 ch	Fibrome utérin
Vagin	7 ch	Vaginite et autres infections de

		la zone
Veine	4 ch	Varices et problèmes lourds de retour veineux
Veine	7 ch	Insuffisance de la paroi veineuse, hypertension globale
Vertèbre	4 ch	Arthrose vertébrale, traitement d'attaque
Vertèbre	7 ch	Arthrose vertébrale, traitement de consolidation.

Quelques traitements spécifiques

Affections cardio-vasculaires

Artérites : Artère spécifique par exemple fémorale et Tissu capillaire en 7 ch.

Arthérome : Aorte 7 ch, Hépatine 4 ch, Thyroïde 4 ch et Surrénale 7 ch

Extra-systoles : (contraction anormale du coeur, se traduisant par une irrégularité de rythme). Tissu nodal 7 ch auquel on adjoindra pour les anxieux : Cerebrinum 7 ch et Bulbinum 7 ch, pour les digestions trop rapides liées au problème : Nerf phrénique 9 ch, pour les digestions trop lentes : Nerf pneumogastrique 9 ch.

Hémorroïdes : Muqueuse anorectale 4 ch, Veine hémorroïdaire 4 ch.

Hypertension : Artère, Veine et Tissu capillaire en 7 ch un jour sur deux en alternance avec Hépatine, Néphrine en 4 ch et Sympathique en 9 ch.

Infarctus : Myocarde 4 ch et Artère 7 ch.

Insuffisance cardiaque : Myocarde 4 ch, Poumon 7 ch en cas d'asthme cardiaque ou angine de poitrine, ou Néphrine et Hépatine en 4 ch en cas d'hépatisme lié au problème.

Maladie de Reynaud : (Troubles vasomoteurs symétriques des extrémités évoluant par poussées). Tissu capillaire 7 ch, Sympathique 7 ch tous les jours plus une ampoule de Folliculinum 7 ch le 14ème et le 21 ème jour du cycle

Affections respiratoires

Allergies broncho-pulmonaires : Pulmine et Histaminum en 7 ch auxquels on adjoindra Corticosurrénales 4 ch chez les hyposurrénaliens, longilignes et fatiguables, ou Cortex cérébral et Diencéphale en 9 ch chez les hypersensibles dont les crises sont déclenchées par une agression psychique.

Bronchite chronique : Pulmine 7 ch, et Hépatine, Néphrine et Coeur total en 4 ch

Infection broncho-pulmonaire : Pulmine 7 ch et Hépatine, Néphrine en 4 ch

Pharyngites : Muqueuses du pharynx en 7 ch, Amygdale en 9 ch (si présentes) ainsi qu'Hépatine en 4 ch et Colon en 7 ch.

Rhinites chroniques : Muqueuse nasale 4 ch, Tissu lymphoïde 4 ch et Hépatine 4 ch en cas d'insuffisance hépatique liée, et Histaminum 7 ch en cas de rhinite allergique.

Sinusites : Muqueuse sinusale, Muqueuse nasale en 4 ch, Toujours rechercher la cause directe souvent liée au système digestif ou éliminatoire.

Toux persistante : Nerf laryngé supérieur 9 ch et en cas de toux nerveuse Diencéphale et Cortex cérébral en 9 ch.

Affections hépato-biliaires

Dyskinésies biliaires : (perturbation de la motilité) Bilinum 4 ch en cas d'atonie vésiculaire et Bilinum 9 ch en cas de vésicule spasmée.

Hépatites virales et suites : Hépatine 4 ch

Insuffisance hépatique : Hépatine 4 ch et Pulmine 4 ch

Caries dentaires : Dent totale 4 ch

Constipation : Muqueuse du côlon 4 ch si constipation par atonie ou Muqueuse du côlon 9 ch si constipation spasmodique. On associera Foie, Pancréas et Vésicule biliaire en 4 ch lorsque l'origine de la constipation a pour origine une insuffisance hépato-biliaire ou pancréatique. On complètera par Axe cortico-hypothalamique 7 ch chez les anxieux.

Gastrites : Estomac 4 ch

Lithiase biliaire : Lorsque la pierre n'est pas trop grosse on pourra prescrire Calcul biliaire 4 ch puis après évacuation Calcul biliaire 9 ch.

Affections digestives

Aphtes : Muqueuse buccale, Muqueuse gingivale, Muqueuse linguale en 4 ch.

Gingivites : Muqueuse gingivale 7 ch associé à Hépatine 4 ou 7 ch en cas de cause hépatique.

Inflammation de l'oesophage : œsophage 4 ch

Météorisme : Oesophage, Diaphragme, Estomac en 7 ch associé à Diencéphale, Parasympathique et Sympathique en 7 ch également

Névralgies dentaires : Nerf dentaire 4 ch et Nerf trijumeau 4 ch

Recto-colites : Anse sigmoïdienne, Muqueuse rectale en 4 ch associé à Axe cortico-hypothalamique et Plexus hypogastrique en 4 ch.

Ulcères : Selon localisation, Muqueuse gastrique ou muqueuse duodénale ou Bulbe duodénal en 4 ch associé à Histamine 7 ch. On pourra associer Plexus solaire 4 ch pour atténuer les douleurs et Axe cortico-hypothalamique 7 ch lorsque la sphère mentale est impliquée.

Affections génito-urinaires

Adénome de la prostate : Prostate 4 ch

Cystites : Sérum anticolibacillum 3 dh, Collibacillinum 4 ch et Pyrogenium 5 ch associé à Vessie et Néphrine 4 ch.

Enurésie: Vessie 4 ch, Diencéphale 7 ch associés chez l'enfant à Hypophyse, Thyroïde, Surrénale, Orchitine ou Ovaire en 4 ch.

Fibromes : Utérus 7 ch pendant un mois puis Hypophyse, Thyroïde, Surrénales et Ovaires en 4 ch. Supprimer Ovaires après la ménopause.

Insuffisance rénale légère : Néphrine 4 ch

Lithiase rénale : Calcul rénal 4 ch pour provoquer l'expulsion associé à Bassinet, Uretère, Vessie et Urètre en 7 ch pour favoriser le passage. On pourra également donner Hépatine et Néphrine 4 ch pour stimuler les reins et le foie

Urétrites : Urètre 7 ch

Vaginites : En plus du traitement anti-infectieux qui peut être fait avec des capsules d'huiles essentielles on donnera Vagin 7 ch.

Maladies de la nutrition

Diabète gras : En traitement d'appoint : Insuline 4 ch, Pancréas 4 ch et Hépatine 4 ch, une ampoule le soir en alternance avec une ampoule Artère 7 ch, Tissu capillaire 7 ch et Veine 7 ch.

Maigreur : Hypothalamus 7 ch et Corticosurrénales 4 ch en cas d'asthénie neurovégétative auxquels on rajoutera Thyroïdea 9 ch en cas d'hyperthyroïdie et Muscle 4 ch ainsi que Sang total 4 ch en cas de perte musculaire importante et d'anémie. Une ampoule le soir.

Obésité : Dans tous les cas Hépatine 4 ch, Rénine 4 ch, Colon 4 ch et en cas de rétention hydrique Hypothalamus 7 ch ainsi que Lobe antérieur de l'Hypophyse 7 ch. En cas d'obésité androïde on donnera Corticosurrénales 9 ch, Tissu capillaire 7 ch, Veine 7 ch, Hépatine 4 ch, Rénine 4 ch et Colon 7 ch aa qsp 1 ampoule N°30. Une ampoule au coucher.

Affections Ostéo-articulaires

Arthrose : Cartilago 7 ch, Méduloss 7ch, une ampoule le soir au coucher accompagné de deux à trois prises par jour de teinture mère de Presles et d'Harpagophytum.

Coxarthrose : Cartilage coxo-fémoral 7 ch, Ligament 7 ch, Méduloss 7 ch pendant trois semaines puis l'ensemble en 4 ch la dernière semaine du moi et recommencer.

Arthrose vertébrale : Cartilago 7 ch, Méduloss 7 ch en alternance un jour sur deux avec Disci cervicales pour l'arthrose cervicale, Disci thoracales pour l'arthrose dorsale et Disci lombalges pour l'arthrose lombaire.

Fractures : Osseine 4 ch 1 ampoule le soir au coucher avec prise régulière de Lithothamne.

Polyarthrite rhumatoïde : Tissu synovial, Tissu conjonctif en 7 ch une ampoule le soir au coucher et utilisation régulière d'un draineur hépatique et rénal.

Affections psycho-nerveuses

Asthme : Axe cortico-hypothalamique 7 ch, Sympathique 7 ch, Parsympathique 7 ch, une ampoule le soir au coucher en altenance 1 jour sur trois avec Pulmine 7 ch.

Baisse intellectuelle du vieillard : Cortex cérébral 4 ch, Hypophyse 4 ch, Hypothalamus 7 ch auquel on rajoutera Artère 7 ch, Tissu capillaire 7 ch et Veine 7 ch.

Suite d'accidents cérébraux : Cerveau total 4 ch, Artère 7 ch, Tissu capillaire 7 ch, Veine 7 ch une ampoule le soir au coucher en traitement de fond de longue durée.

Dermatoses psychosomatiques : Axe cortico-hypothalamique 7 ch, Peau 4 ch en alternance un jour sur deux avec Pulmine, Hépatine et Rénine en 7 ch.

Etats dépressifs lourds : Cerveau total 9 ch une ampoule le soir au coucher en complément d'un traitement allopathique ou phytothérapeutique.

Etats dépressifs : Lobe frontal 7 ch, Cortex cérébral 7 ch et Thalamus 9 ch une ampoule le soir au coucher avec prise de lithium en oligothérapie.

Insomnies : Cortex cérébral 9 ch, Bulvinum 9 ch, Mésencéphale 9 ch, Diencéphale 7 ch, Epiphyse 7 ch une ampoule le soir au couche par traitement d'un mois à renouveler.

Névrites : Nerf sciatique 9 ch en cas de sciatalgie, Nerf intercostal 9 ch en cas de névralgies intercostales, etc.

Retard intellectuel de l'enfant : Cortex cérébral 4 ch, Hypophyse 4 ch, Hypothalamus 7 ch, une ampoule le soir au coucher.

LES FONCTIONS ORGANIQUES

Si comme nous l'avons vu plus avant l'organothérapie agit par le biais des corps subtils et celui de la mémoire cellulaire, il n'en est pas moins vrai, qu'appliquer un traitement sans connaître la fonction exacte de l'organe que l'on traite, revient bien souvent à faire n'importe quoi. Aussi vous trouverez ci-après une description des organes et de leurs fonctions mais également du système endocrinien qui revêt une importance primordiale dans tout traitement organothérapeutique comme nous l'avons vu.

Circulation – Respiration

Cœur : Il est, ni plus ni moins qu'une pompe en circuit fermé qui expédie le sang dans l'organisme par les artères et le récupère par le circuit veineux. Il est d'autre part sensible à tout ce qui peut influer sur ce circuit et particulièrement les affections pulmonaires et les des différents filtres (émonctoires) mis en place par la nature, foie, reins, et rate. Le muscle lisse qui l'entoure, le myocarde, répond particulièrement bien à l'organothérapie.

Poumons : Constitués de milliers d'alvéoles en nid d'abeille, ils assurent une fonction primordiale par le biais de la respiration et qui est celle de l'oxygénation du sang qui les traverse. Il s'agit là encore d'un des émonctoires du corps humains.

Artères : Ce sont des vaisseaux sanguins dont la fonction est de distribuer le sang oxygéné dans tout l'organisme.

Principales affections : Artériosclérose, artérites et athérome.

Veines : Ce sont également des vaisseaux sanguins dont la fonction est de ramener le sang chargé de toxines et de carbone afin qu'il soit nettoyé par les émonctoires (Reins, Foie, Rate, Poumons...)

Capillaires : Vaisseaux sanguins de petit diamètre qui distribue le sang dans les moindres recoins de l'organisme jusqu'à la peau.

Fonctions digestives

Foie : Situé sur le côté droit de l'abdomen, il est l'organe le plus lourd de l'organisme humain. Véritable usine chargée de transformer en sucres les lipides et de gérer leur répartition dans le sang qui le traverse. C'est le foie qui amène au sang les nutriments de l'organisme et qui le nettoie des graisses transportées. Il est donc concerné au premier chef dès que nous sommes en présence de cholestérol, triglycérides, mais également de certains diabètes. C'est également lui qui gère le fer qui va servir à la constitution de l'hémoglobine. Il fait partie de ce que nous appelons les émonctoires. En tant que glande, il remplit deux fonctions, l'une exocrine (sécrétion de la bile) et l'autre endocrine pour ses fonctions métaboliques des glucides, lipides et protides. Il joue un rôle important dans la synthèse du fibrinogène, de la prothrombine et de l'héparine. Il stocke également les vitamines A, B, D et K.

Vésicule biliaire : Il s'agit d'un petit réservoir situé sur la face inférieure du foie, qui accumule la bile entre deux processus de digestion. Au cours de la digestion elle se contracte et chasse son contenu par le canal cystique et le cholédoque dans le duodénum. Les ablations quelque peu systématiques que l'on connaît depuis quelques années pour cause de calculs biliaires pourraient très souvent être évitées par l'utilisation de l'organothérapie ou d'autres méthodes naturelles. L'importance de la vésicule biliaire dans la chaîne digestive en fait un organe important sur le plan du bien-être.

Pancréas : Il s'agit également d'une glande à double fonctions, endocrine et exocrine. Elle communique avec le duodénum par le canal de Wirsung et le canal de Santorini. Elle s'étend de la deuxième moitié du duodénum à la rate. A la palpation elle est à rechercher dans l'axe abdominal sous les dernières côtes. Sa fonction endocrine est assurée par les îlots de Langerhans qui sécrètent la glucagon (cellules alpha) et l'insuline (cellules beta). Ce sont ces deux hormones qui règlent le métabolisme des glucides. La partie exocrine est purement digestive et consiste dans la production de plusieurs enzymes digestives : amylase, lipase, trypsine, etc...Si le pancréas est pratiquement systématiquement mis en cause dans les diabètes on oublie bien souvent son rôle important dans le processus de digestion.

Estomac : C'est lui qui reçoit directement les aliments que nous absorbons. Placé sur le côté gauche de l'abdomen et au centre, il présente l'aspect d'une poche en arc de cercle qui se termine par le pylore qui donne accès au duodénum. La muqueuse stomacale fabrique elle aussi, certaines enzymes digestives regroupées sous l'appellation de suc gastrique.

Intestin grêle : Il s'agit de la première partie des intestins et de également la plus longue, elle mesure environ 6,50 mètres du duodénum à la fin de l'iléon et décrit une quinzaine d'anses appelées anses intestinales. Il se subdivise en trois parties : le duodénum célèbre pour ses ulcères, le jéjunum et l'iléon. Une grande partie de l'absorption des nutriments se fait à travers les parois de l'intestin grêle. Outre les affections du duodénum, on rencontre également des inflammations de l'iléon souvent associées avec des inflammations du côlon.

Côlon : Egalement appelé gros intestin, il commence au caecum, comprend le côlon ascendant, le côlon transverse, le côlon descendant, le côlon sigmoïde ou ilo-pelvien ou coude sigmoïde et rectum. Sa muqueuse peut présenter de nombreuses affections et parasitoses.

Reins, élimination, organes reproducteurs

Reins : Ce sont deux organes situés de part et d'autre de la colonne vertébrale, l'un sous le foie, l'autre sous la rate, ils sécrètent l'urine. Cette sécrétion se fait en trois étapes :

1- La filtration du plasma sanguin par les glomérules rénaux

2- La réabsorption partielle du filtrat au niveau des tubules rénaux (il est à noter que le glucose et le potassium sont intégralement réabsorbés, les bicarbonates, le sodium et les chlorures l'étant également presque en totalité, l'urée ne l'étant que dans la proportion de 40 à 50 %.

3- Sécrétion par les tubules rénaux d'ions d'hydrogène, de potassium et d'ammoniaque et rejet des substances étrangères (médicaments).

Alors que la filtration ne dépend que de la circulation sanguine, la réabsorption et le rejet font intervenir des réactions chimiques et enzymatiques qui sont sous le contrôle de glandes endocrines dont l'hypophyse et les surrénales. La principale affection touchant le rein, outre une infection microbienne du circuit urinaire, est la formation de calculs.

Vessie : Relie aux reins par les uretères, il s'agit d'une poche à parois musculaires où s'accumule l'urine entre deux mictions. Pendant la miction l'urine s'écoule par le canal de l'urètre. Ses principales pathologies sont les calculs et les cystites (infections urinaires)

Ovaires : Organes féminin situés de chaque côté du bas ventre, elle renferme les ovocytes qui sont expulsées vers l'utérus au moment de l'ovulation par les trompes. Les ovaires ont également une fonction endocrine : lors de l'ovulation un message hormonal est envoyé à l'organisme et plus particulièrement à l'utérus et aux glandes mammaires pour préparer la nidation. L'ovulation de la femme est basée sur un cycle lunaire de vingt-huit jours. On parle d'ovulation cyclique en opposition à l'ovulation provoquée de certains autres mammifères.

Utérus : Il s'agit d'un poche organique tapissée de muscles lisses et renfermant l'endomètre où se stocke le sang destiné à la nidation et éliminé périodiquement lors des menstrues. Il est relié aux ovaires par les trompes et à l'extérieur par le vagin dont il est séparé par le col de l'utérus.

Glandes mammaires : Actives chez la femme comme chez les femelles de tous les mammifères (d'où le nom), elles seront chargées de la production du colostrum lors de la naissance puis de la lactation.

Testicules : Poches renfermant les gonades, lesquelles sont productrices des spermatozoïdes et d'une infime partie du liquide séminal.

Prostate : Glande située entre la vessie et les testicules et reliée à la verge par le canal séminal, elle est chargée de la fabrication du liquide séminal qui assurera le transport des spermatozoïdes lors de l'éjaculation. Elle peut être atteinte d'hypertrophie et de cancer particulièrement chez le vieillard.

Système endocrinien et immunitaire

Oserai-je dire qu'il s'agit du terrain de prédilection de l'organothérapie. L'importance du système endocrinien est trop souvent négligée et de nombreuses affections voient souvent leur solution dans un traitement adéquat de ce dernier. Son importance dans la dépression, l'hyperactivité, etc. n'est plus à démontrer.

Thyroïde : On s'aperçoit que la thyroïde est l'une des glandes endocrines les plus importantes, glande de la communication non seulement externe mais interne avec tout le système endocrinien et neurovégétatif. Son dérèglement peut donc aller plus loin que des problèmes de poids ou de squelette. Son activité est commandée par le lobe antérieur de l'hypophyse par le biais de l'hormone thyréotrope (T.S.H.). L'hormone principale produite par la thyroïde est la Thyroxine dont la fonction est de stimuler le métabolisme basal en augmentant la consommation d'oxygène. Cette hormone est également responsable de la croissance et de la maturation du squelette. La stimulation excessive du métabolisme basal amenant l'organisme à détruire ses propres protéines et à fabriquer de l'azote (urée), aussi, la nature étant bien faite, la thyroxine freine l'activité du lobe antérieur de l'hypophyse par ce que l'on appelle « l'effet feed-back » (retour), d'où, régulation de la fonction thyroïdienne. La deuxième hormone thyroïdienne est la calcitonine qui bloque la destruction de la substance osseuse et donc la libération du calcium. La calcitonine de saumon étant vingt fois plus puissante que l'humaine, elle est utilisée dans la maladie de Paget qui est une maladie dégénérative des os, entraînant des pertes de substance osseuse crânienne, de la colonne vertébrale et des membres inférieurs. L'hypothyroïdie prénatale entraîne le crétinisme, la postnatale amène une tuméfaction de la glande appelée goitre. On constate alors un abaissement du métabolisme basal et conséquemment un dessèchement de la peau appelé myxoedème. Le crétinisme s'accompagne de troubles intellectuels graves : débilité mentale et idiotie. En ce qui concerne l'adulte, l'hypothyroïdie entraîne une prise de poids allant jusqu'à l'obésité. Cette hypothyroïdie de l'adulte s'accompagne de frilosité, d'inquiétude incontrôlée et de déprime pouvant paradoxalement se manifester par des attitudes hypersthéniques ou hilares. L'hyperthyroïdie quant à elle, appelée également maladie de Basedow, se manifeste par une forte augmentation du métabolisme basal et conséquemment par une maigreur souvent excessive, de la nervosité, des troubles digestifs, de la tachycardie, de l'exophtalmie et de la mydriase (élargissement de la pupille). L'ablation de la thyroïde est une opération lourde de conséquences et difficilement compensable en totalité.

Parathyroïdes : Elles ont comme fonction principale la régulation du calcium dans le sang. Elles sécrètent entre autre la parathormone qui augmente le taux de calcium sanguin. En cas d'hyposécrétion nous serons en présence d'un sujet atteint d'hypocalcémie et d'hyperexcitabilité nerveuse accompagnée de crampes musculaires (tétanie). En cas d'hypersécrétion, il faut savoir que celle-ci relève dans la majorité des cas d'une tumeur, le sujet sera atteint d'hypercalcémie (taux de calcium dans le sang trop important), de décalcification osseuse entraînant souvent des fractures spontanées. Dans tous les cas de fractures dites de fatigue c'est une éventualité à vérifier automatiquement.

Hypophyse : L'une des plus petites glandes de l'organisme (1/2 gramme) et pourtant le chef d'orchestre de la symphonie endocrinienne. Elle est en effet le centre de régulation hormonale. Elle influence toutes les autres glandes endocrines et reçoit d'elle en effet retour (feed-back) des informations sur les organes contrôlés. Elle se divise en deux lobes : l'antérieur et le postérieur. Elle est située dans la selle turcique sous la face inférieure du cerveau.

Le lobe antérieur ou adénohypophyse sécrète les hormones suivantes : hormone somatrope ou hormone de croissance. Elle favorise les échanges métaboliques et stimule la croissance. Hormones gonadotropes ou gonadotrophines qui règlent l'activité des glandes sexuelles aussi bien chez l'homme que chez la femme. Hormone folliculo stimulante ou F.S.H. (Follicule Stimulating Hormone) qui provoque la croissance et la maturation des follicules dans l'ovaire et le développement des canalicules séminifères dans les gonades. Les hormones glandotropes dont les plus connues sont la T.S.H. ou hormone thyrotrope qui active la thyroïde et l'A.C.T.H. ou hormone corticotrope qui active les corticosurrénales. L'hyposécrétion du lobe antérieur entraîne des troubles de la croissance, du métabolisme et des troubles génitaux tels que des dystrophies adiposo-génitales, des retards de développement génitaux et par exemple un retard dans la descente des testicules chez le garçon. L'hypersécrétion du lobe antérieur entraîne le gigantisme hypophysaire ou, dans le cas où la croissance est terminée, de l'aéromégalie.

Le lobe postérieur est pour sa part chargé de la fabrication des hormones suivantes : Ocytocine qui agit sur les muscles lisses de l'utérus. On l'administre parfois pour stimuler les contractions lors de l'accouchement. La Vasopressine qui agit sur la musculature lisse des petites artères, augmente la tension sanguine, mas sa principale fonction est de régler la réabsorption de l'eau au niveau des reins.

L'hyposécrétion du lobe postérieur, entraîne une forte diminution du débit urinaire. Il faut reconnaître que l'hypersécrétion du lobe postérieur est une pathologie très rare.

Hypothalamus : Si l'hypophyse est le chef d'orchestre, l'hypothalamus est le compositeur. En fait, c'est lui qui va élaborer les ordres que l'hypophyse va transmettre au système endocrinien dans son ensemble. L'hypothalamus a la particularité d'abriter semble-t-il le centre de la faim, ce qui fait que suite à un stress accumulé entraînant une suractivité de l'hypothalamus, le sujet sera atteint de boulimie. Il s'agit plus d'une zone cervicale que d'une glande puisque le terme désigne l'ensemble des formations grises du cerveau situées autour du troisième ventricule, en avant et en dedans de la région sous-thalamique. On appelle également cette zone « Cerveau végétatif ou viscéral ». Elle est reliée à l'hypophyse par le canal pituitaire.

Epiphyse : Il s'agit d'une glande un peu particulière dont on ne sait que très peu de choses sur le plan physiologique. Il semble qu'elle participe dans certains cas à la défense immunitaire. On suppose qu'elle gère en partie l'horloge biologique en réglant les réactions de l'organisme à la lumière et à l'obscurité (la lumière inhibant la transformation de la sérotonine en mélatonine), enfin, elle participerait également au métabolisme hydro salin. De la grosseur d'un pois, elle est située à la jonction des faces postérieure et supérieure du troisième ventricule cérébral. L'appellation de glande pinéale, par les anglo-saxons, est plus connue dans le milieu de la médecine naturelle. Il est à noter que les personnes travaillant en horaires décalés présentent souvent des dérèglements épiphysaires comme d'ailleurs les mineurs de fond et les personnes qui se soumettent à des expériences d'isolement plus ou moins longues.

Thalamus : Il s'agit de l'un des principaux centres d'intégration de la sensibilité générale : sensibilité épi critique (tact, sensations profondes), sensibilité protoattique (douleur, température), sensibilité visuelle et olfactive. Il s'agit également d'un centre important de la motricité dont il influence la tonalité affective, celle-ci s'exprimant par les gestes et mimiques (expression du petit enfant qui ne sait pas parler, acteur sur scène, sourd muet, étranger s'exprimant par gestes, etc.), il influence également les rythmes d'endormissement et d'éveil. Si on peut être surpris de le trouver classé dans les fonctions endocriniennes et non dans les fonctions cérébrales auxquelles son action le rattache c'est surtout pour sa capacité à envoyer une foule d'informations au système endocrinien et à son action sur le système neurovégétatif. Il s'agit en fait des deux gros noyaux de matière grise situés de part et d'autre de la cavité du troisième ventricule.

Thymus : Cette petite glande intervient dans la croissance au même titre que le lobe antérieur de l'hypophyse. Il inhibe le développement des organes sexuels mais surtout, il joue un rôle fondamental dans les défenses immunologiques du corps humains et ce quelques soit l'âge, contrairement aux idées reçues. En effet, les lymphocytes thymiques ou lymphocytes T représentent la principale défense du système cellulaire : la défense humorale. Si leur formation involue avec l'âge comme d'ailleurs l'activité globale du thymus, il est cependant relativement simple d'en relancer l'activité. Cette baisse de production des lymphocytes T explique en partie la diminution de l'immunité cellulaire avec l'âge. Il est situé en arrière du plexus solaire, soit dans le médiastin antérieur et est formé de deux lobes subdivisés en lobules. Les substances produites connues sont : la thymosine alpha 1, la thymopoïétine, la thymuline et le facteur humoral thymique.

Rate : Située sur le côté gauche de l'abdomen, c'est ce que l'on appelle un organe lymphoïde (fabrication de lymphocytes). Mais son rôle ne s'arrête pas là. Elle constitue un réservoir important de sang qui peut en cas de besoin être rapidement libéré dans la circulation générale (entre 150 et 200 ml). Elle intervient dans le processus d'hémolyse, dans la fabrication de l'hémoglobine et des pigments biliaires ainsi que dans la production d'anticorps. Son rôle de filtre est également important puisqu'elle s'avère capable de fixer les protozoaires, les bactéries et des substances chimiques diverses. Par contre, ces dernières et particulièrement les déchets de certains médicaments allopatiques l'empoisonnent peu à peu et entraîne une augmentation de son volume souvent douloureux appelé splénomégalie. Bien que la médecine moderne prétende que son ablation ne revêt aucune importance pour la suite du fonctionnement physiologique, la position des médecines naturelles et particulièrement orientales est tout autre. En médecine chinoise elle donne son nom à un important courant d'énergie.

Ganglions lymphatiques : Situés à des points stratégiques du corps sur le trajet des vaisseaux lymphatiques, ce sont les dernières barrières protectrices en cas d'infections graves. Nous en possédons au niveau du cou, des aisselles et un peu plus bas et à l'aine en descendant sur la face interne de la cuisse.

Constitués d'un amas de cellules lymphoïdes les ganglions sont donc des organes lymphopoïétiques et des centres de phgocytose.

Corticosurrénales : Petites glandes endocrines situées dans les capsules surrénales elles produisent plus de trente variétés d'hormones. Cela suffit à comprendre l'importance qu'elles peuvent revêtir. Ces hormones sont les corticostéroïdes. Les stéroïdes sont chimiquement apparentés aux hormones sexuelles. Les plus importantes de ces hormones sont : les minéralos corticoïdes qui assurent l'équilibre sodium/potassium. Le corps contient plus de 60 % d'eau retenue par le sodium. La libération de cette eau, notamment par les reins est gérée par le potassium. Les glucocorticoïdes qui augmentent la glycémie en favorisant la transformation des protéines en sucre. La cortisone et l'hydrocortisone sont les plus importants des glucocorticoïdes. Ils possèdent une action anti-inflammatoire, mais en excès ils peuvent déterminer une atrophie des tissus conjonctifs. Les androgènes qui exercent une action virilisante sur les caractères sexuels. Les corticosurrénales sont stimulées et régulées par l'A.C.T.H. produite par le lobe antérieur de l'hypophyse.

L'hyposécrétion corticosurrénalienne peut entraîner de graves dérèglements du métabolisme minéral et avec lui de l'équilibre hydrique ce qui donne une élimination excessive du sodium entraînant la déshydratation, d'où excès de potassium faisant chuter la température corporelle, des amaigrissements, pertes d'appétit, diarrhées et vomissements et surtout une chute de la glycémie entraînant une asthénie musculaire mais également neurovégétative.

L'hypersécrétion est souvent liée à un dérèglement hypophysaire. Cela peut entraîner chez la femme des virilisations. Dans le syndrome de Cushing nous rencontrerons une obésité localisée au tronc, de la lassitude, une involution des fonctions génitales et un ralentissement de la croissance chez l'enfant. Les principaux symptômes cliniques du dérèglement surrénalien sont la tendance à la déprime, les envies de pleurer, un état de fatigue souvent très lourd, un dégoût d'entreprendre ce qui est obligatoire et jusqu'à des pensées suicidaires.

Médullo-surrénales : Egalement contenues dans les capsules surrénales ces deux petites glandes ont comme fonction principale de délivrer deux hormones : l'adrénaline, antagoniste de l'insuline. Elle modifie la tension en augmentant le volume minute du coeur et en accélérant son rythme (action tachycardisante). Elle mobilise les réserves de glucose et augmente donc la glycémie. Sa surproduction peut entraîner à terme des crises d'hyperglycémie, le sucre présent dans l'organisme n'étant plus suffisant pour répondre à la demande insulinique.

Pour mémoire :

L'insuline stocke le sucre (glucose) dans le foie.

L'adrénaline le mobilise dans le sang pour parer à l'urgence.

La deuxième hormone produite par les médulo-surrénales est la noradrénaline qui détermine la contraction des petites artères, elle augmente le tonus psychique en agissant sur l'hyper vascularisation cérébrale.

L'hyposécrétion médulo-surrénalienne diminue la glycémie et provoque un abaissement pathologique de la tension artérielle. L'hypersécrétion entraîne de l'hypertension artérielle.

Fonctions cérébrales

Diencéphale : Il s'agit d'une partie du cerveau dont nous avons déjà parlé puisqu'elle regroupe en profondeur entre les hémisphères cérébraux, le thalamus, l'hypothalamus et l'épi thalamus disposés autour d'une cavité, le troisième ventricule. C'est un peu l'interface entre le cerveau et le système endocrinien. Un dysfonctionnement perturbera le système endocrinien. En cas de dysfonctionnement grave suite à une dépression avancée ou à la prise de neuroleptique ou de drogue, il sera bon de donner éventuellement diencéphale 4 ch mais en prenant toutes les précautions voulues car on travaille sur une fonction primordiale de la transmission. On appelle également le diencéphale le « cerveau intermédiaire ».

Rhinencéphale : Etymologiquement, nous sommes en présence du cerveau du nez. Il s'agit d'une partie du cortex cérébral qui est la plus ancienne dans l'évolution du cerveau. Particulièrement développé chez les animaux chez lesquels elle constitue le centre de l'odorat, elle comprend chez l'humain deux parties : d'une part le bulbe et les bandelettes olfactives et plusieurs formations situées à la base de chaque hémisphère cérébral d'autre part. Outre le rôle olfactif, le rhinencéphale possède également une action sur la vie végétative ; L'odorat est le seul sens de l'humain qui ne soit pas intellectualisé. Echappant de ce fait à l'analyse conceptuelle, dont nous avons malheureusement beaucoup de mal à nous défaire, les odeurs et la réaction qu'elles entraînent peuvent nous renseigner sur les émotions enfouies au sein de notre psychisme. C'est de ce raisonnement qu'est né la rhinencéphalo-thérapie. Cette partie du cerveau appelé également « cerveau reptilien ou atavique » est directement relié aux souvenirs inconscients. Un dérèglement du rhinencéphale peut entraîner de l'hyper-agressivité ou à l'inverse un état de prostration grave. Il travaille en étroite liaison avec le télencéphale et nous contrôlerons souvent la structure globale.

Télencéphale : C'est la désignation du regroupement des hémisphères cérébraux, siège de la conscience, de l'intelligence, de l'idéation, de la mémoire, de la volonté, etc.

Mésencéphale : Egalement appelé cerveau moyen. Il s'agit d'une portion de l'encéphale située au-dessus de la protubérance annulaire et sous le diencéphale, avec lequel il n'a pas de limite précise. Il comprend les pédoncules cérébraux, les tubercules quadrijumeaux et pédoncules cérébelleux supérieurs. Il agit sur la coordination musculaire par le biais de la dopamine. Il possède également une action sur l'audition et la vue. Son dérèglement, souvent due à une chute de son médiateur chimique, entraîne une rigidité musculaire, une agitation incontrôlée des mains, ainsi qu'une perte de la coordination associée à des troubles psychologiques plus ou moins importants, allant du manque d'initiative aux comportements impulsifs, voire agressifs.

Cervelet : Il s'agit d'une partie de l'encéphale située dans la fosse cérébrale postérieure, en arrière du bulbe rachidien et de la protubérance annuaire. C'est un centre important de l'intégration. Il agit comme centre régulateur de la motricité, comme centre intégrateur des informations pour assurer l'orientation dans l'espace, comme centre intégrateur des sensations tactiles et de la sensibilité profonde. Enfin, il est la station régulatrice des fonctions motrices comme le tonus, la force et la coordination musculaire.

Lobe frontal : Il renferme le centre moteur de la parole et le centre de commande des mouvements de la main, l'aire de sensibilité du corps (tact, sensibilité profonde, froid, chaud, douleur), l'aire de terminaison des nerfs optiques entourée d'une aire renfermant la mémoire visuelle. Près de la zone temporale se trouvent également la zone auditive et sa mémoire, le centre de la compréhension verbale, le centre de la lecture et le centre cortical de l'olfaction. C'est dire l'importance de cette zone de notre cerveau.

Cortex cérébral : C'est l'écorce de notre cerveau, il entoure l'ensemble du cerveau sur une épaisseur de trois à quatre millimètres. Son rôle est d'assurer la communication entre les différentes zones spécialisées grâce à des contacts neuronaux. Il s'agit du centre d'intégration majeur et de la vie consciente donc de la perception du Soi.

L'appareil neurovégétatif

Appelé également « Système nerveux autonome », il s'agit d'un système automatique chargé d'envoyer les ordres aux organes usines, ce automatiquement et généralement sans bruit, c'est à dire sans manifestation perceptible. C'est ainsi que s'enclenche la fonction digestive, que fonctionne notre circulation sanguine, les fonctions d'éliminations (intestinales et rénales), mais c'est aussi lui qui contrôle plus ou moins le renouvellement cellulaire. Il s'agit donc d'une fonction essentielle qui à côté du système de communication des glandes endocrines, représente un second réseau tout aussi important.

Son insuffisance ou son dérèglement, provoquera dans la majorité des cas, des manifestations cliniques comme tachycardies brèves mais violentes, des précordialgies (spasmes musculaires de la cage thoracique), souvent appelées douleurs intercostales, etc. Il y a souvent chez le sujet des angoisses incoercibles bloquant au niveau du plexus solaire et provoquant une oppression si forte qu'elle peut être confondues dans certains cas avec un « syndrome de menace » (Période de l'infarctus du myocarde). On appelle cela une dystonie neurovégétative qui n'est ni plus ni moins que la rupture d'équilibre entre les fonctions sympathique et parasympathique qui animent l'appareil neurovégétatif. Outre les troubles ci-dessus, peuvent se faire jour des troubles vasculaires touchant principalement le système veineux de retour. Le sujet souffre alors souvent d'hémorroïdes, et, surtout chez les femmes, de problèmes circulatoires au niveau des membres inférieurs entraînant une sensation de jambes lourdes, sensibles, qui enflent, voire très douloureuses. Nous sommes en présence d'un syndrome d'insuffisance veineuse.

www.ingramcontent.com/pod-product-compliance
Lightning Source LLC
Chambersburg PA
CBHW070322290526

45791CB00003B/1224

* 9 7 8 0 2 4 4 6 5 5 4 1 9 *